Preparándome para mi Cirugía de amígdalas

Libro de amígdalas para niños—preparación y recuperación

Este libro pertenece a:

_____

Escrito por Dr. Fei Zheng-Ward   Ilustrado por Moch. Fajar Shobaru

Traducido al español por Benjamin Sanabria Azurduy

Derechos de autor © 2024 Fei Zheng-Ward

Todos los derechos están reservados. Publicado por Fei Zheng-Ward, un sello de FZWbooks. Ninguna parte de este libro puede copiarse, reproducirse, grabarse, transmitirse o almacenarse por ningún medio o forma, electrónica o mecánica, sin obtener el permiso previo por escrito del propietario de los derechos de autor.

Identificadores: ISBN 979-8-89318-035-0 (libro electronico)
ISBN 979-8-89318-034-3 (libro de bolsillo)

¿Sabías que puedes ver tus amígdalas?
Si abres bien la boca y te miras en el espejo, es probable que las veas al fondo de tu garganta.

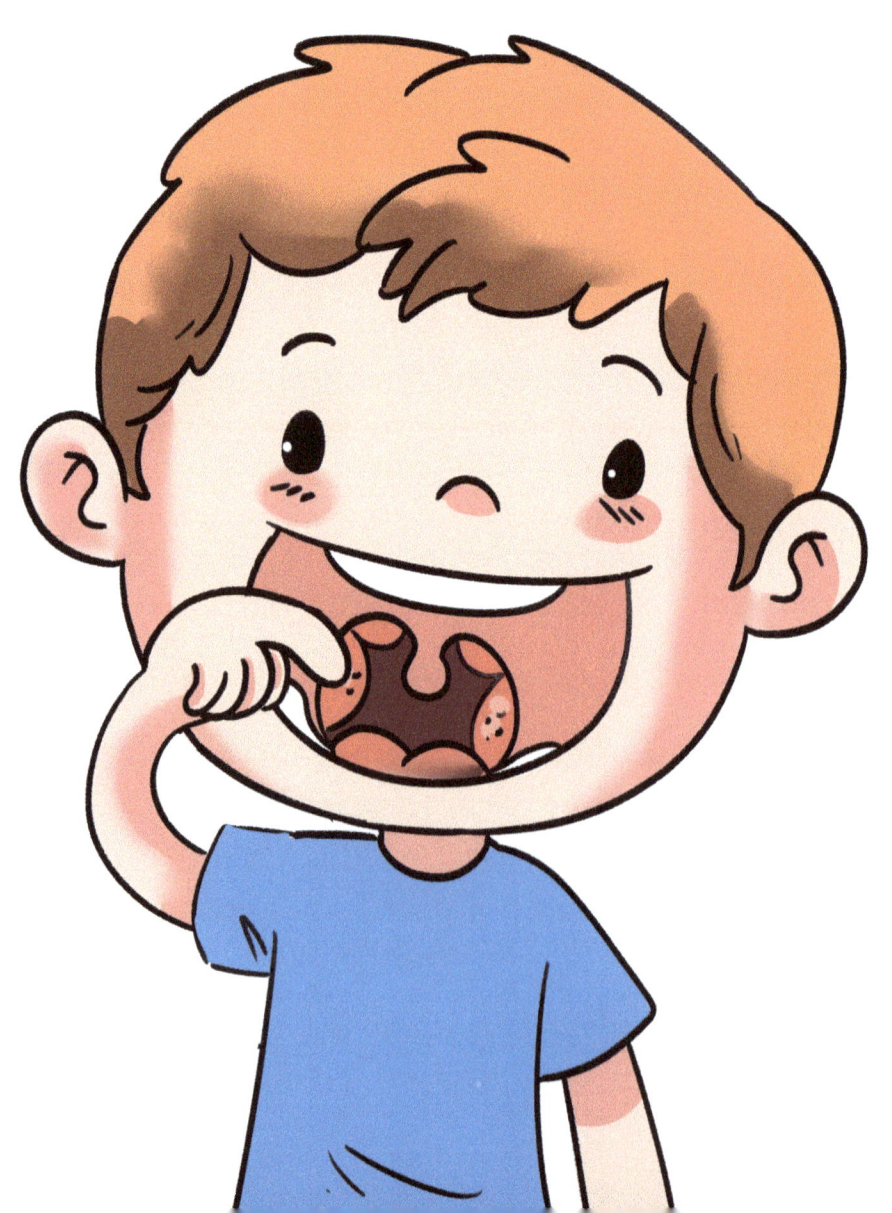

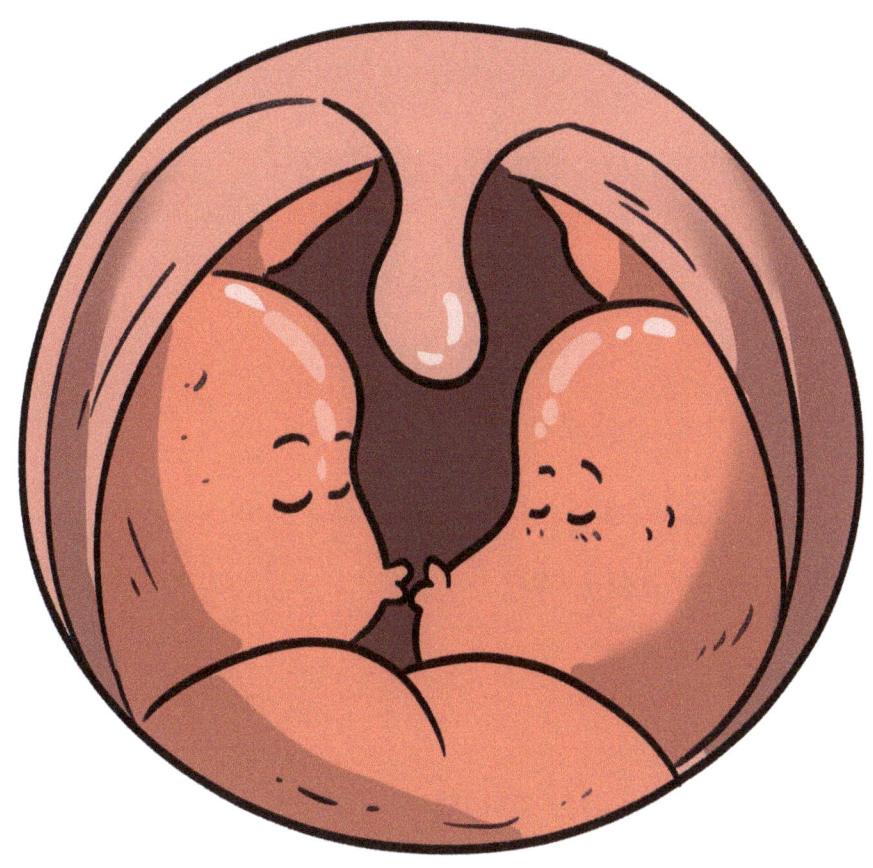

Dato curioso: **Las amígdalas "besadoras" son amígdalas gigantes que se tocan en el centro de la garganta.**

¿Tienes amígdalas besadoras?

____ SÍ   ____ NO

¿Sabes qué son las amígdalas?

Son una de las muchas partes de tu sistema inmunológico que atrapan y combaten los gérmenes para mantenerte sano y fuerte.

Como tu cuerpo tiene muchas *otras* partes del sistema inmunológico, no necesitas tener tus amígdalas, especialmente si te están haciendo sentir mal.

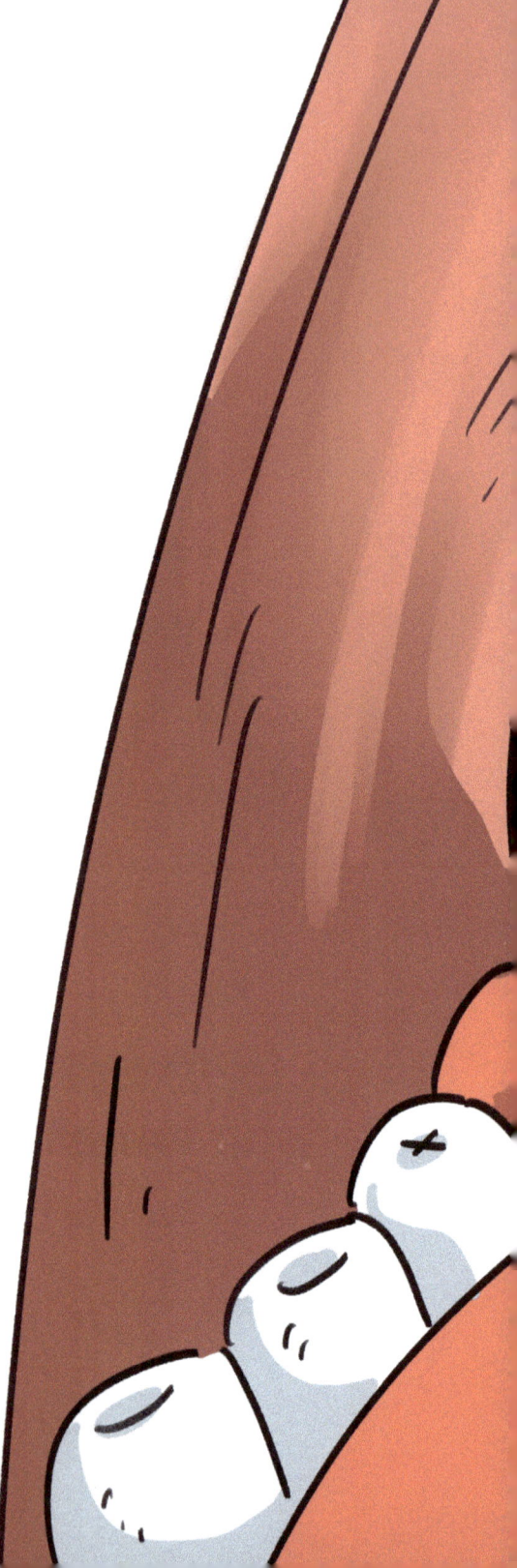

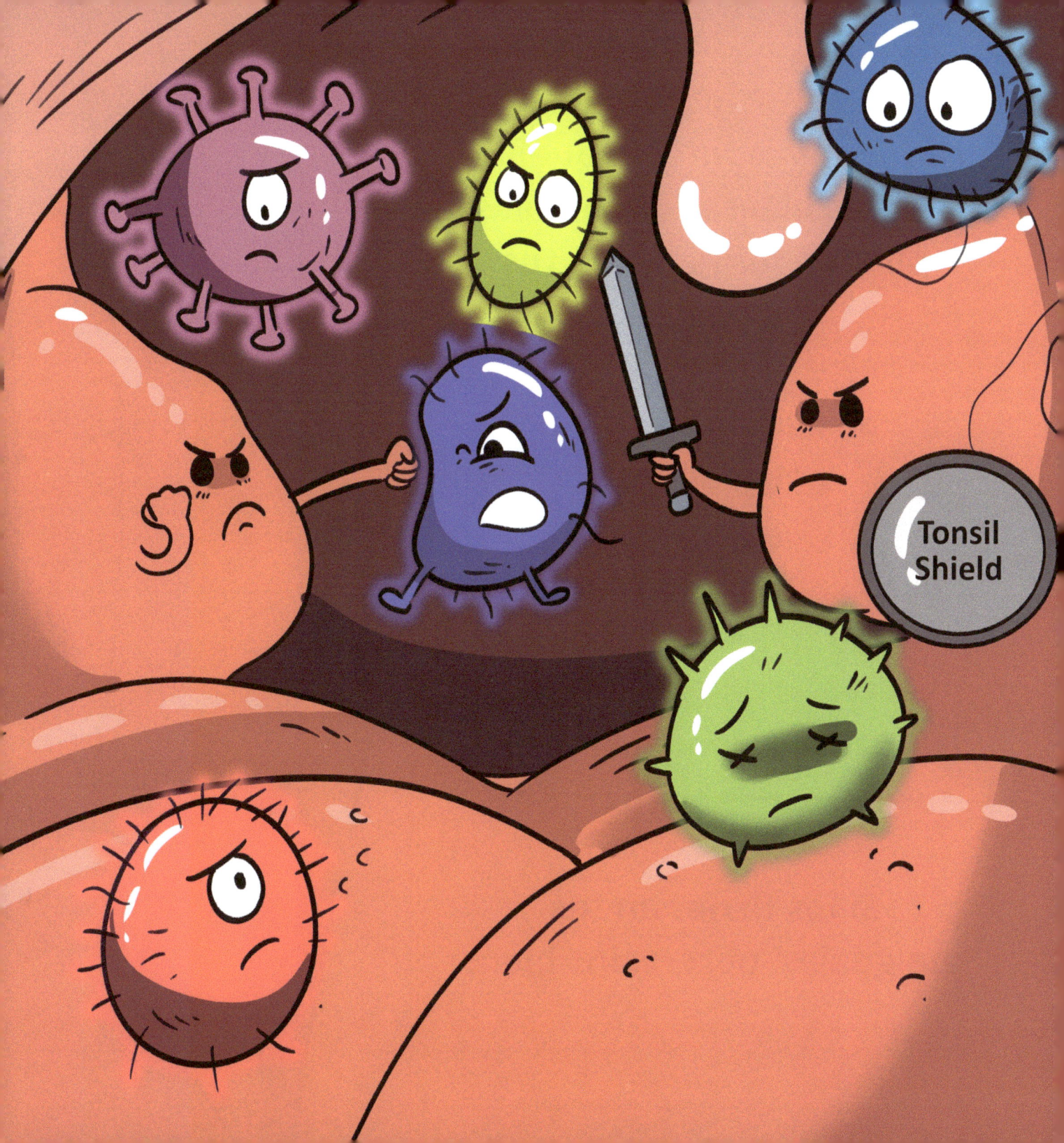

Dato interesante: Pequeñas piedras blancas o amarillas pueden formarse en tus amígdalas.

Se llaman cálculos amigdalinos.

Por lo general, estas piedras no te harán daño.

Los cálculos amigdalinos no son comunes en los niños.

Si los tienes en tus amígdalas, obsérvalos bien.

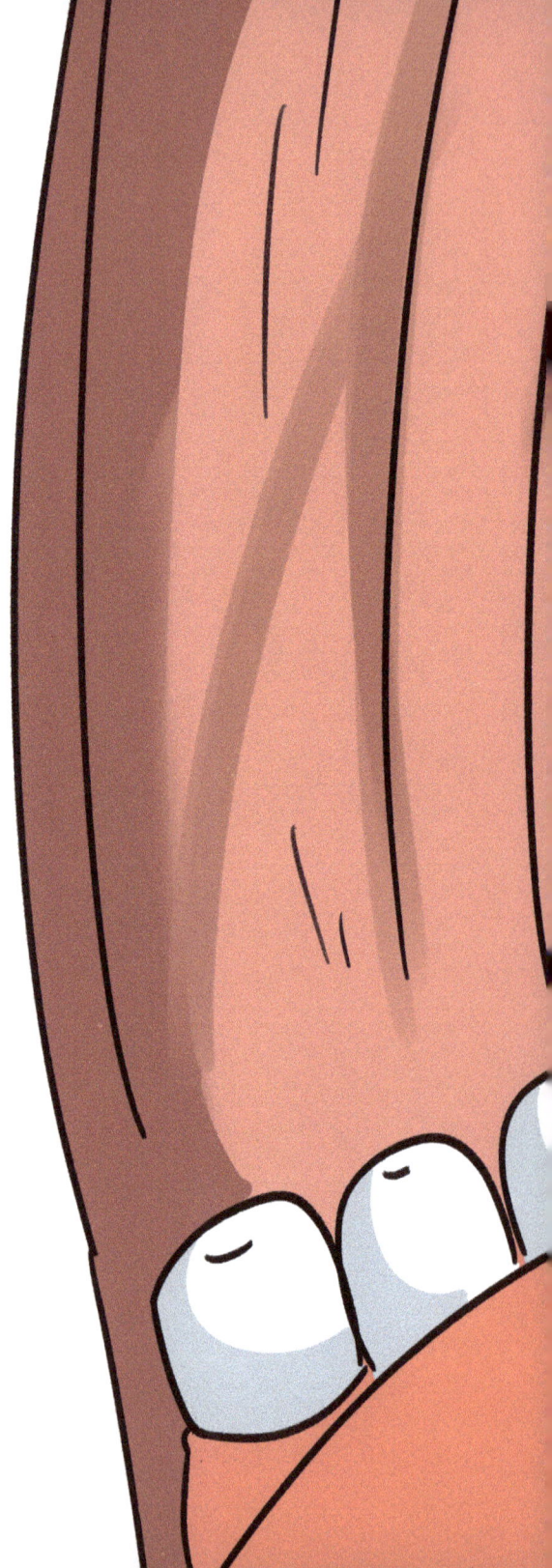

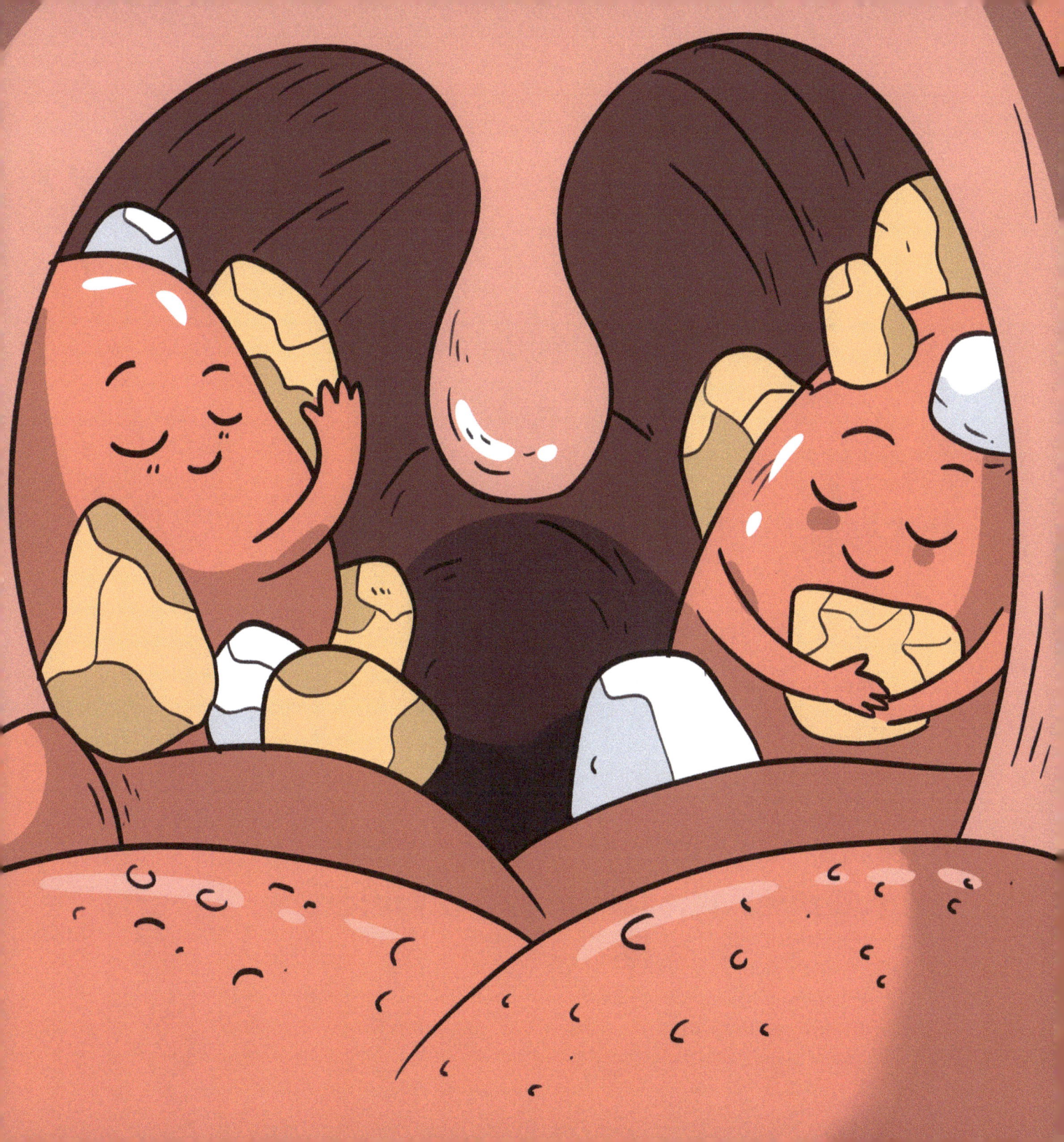

Tus amígdalas también pueden enfermarse.

Cuando lo hacen, pueden ponerse rojas e **hinchadas**.

Por lo general, mejoran por sí solas.

Cuando no lo hacen, tu médico puede darte algún medicamento para ayudarlas a mejorar.

A veces, se enferman muchas veces, lo que puede hacer que tú también te enfermes.

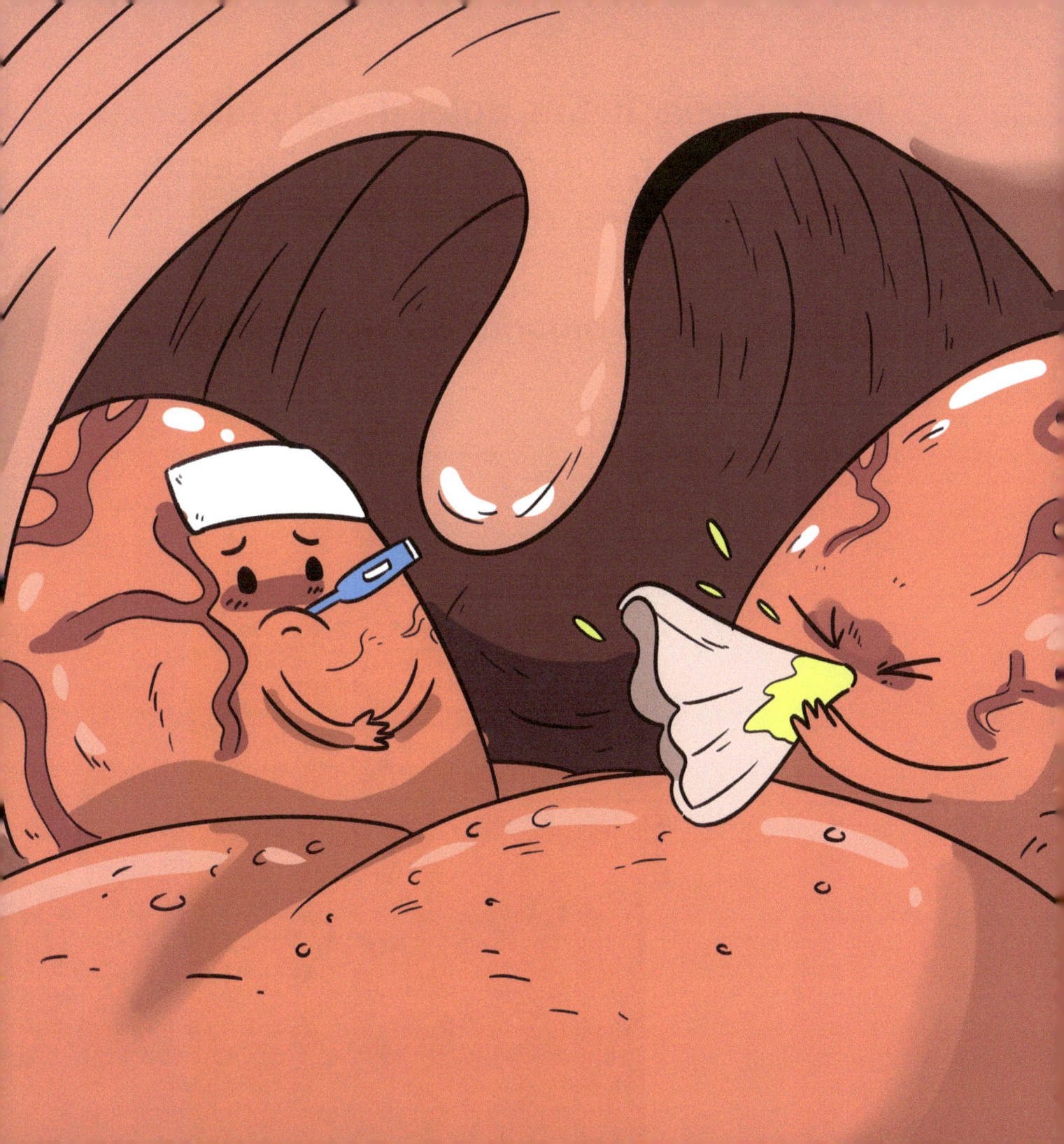

Podrías tener fiebre, dolor de garganta, dolor de cabeza, dolor de oído, mal aliento, y no querer comer mucho.

¿Te ha pasado alguna de estas cosas?

___ SÍ   ___ NO

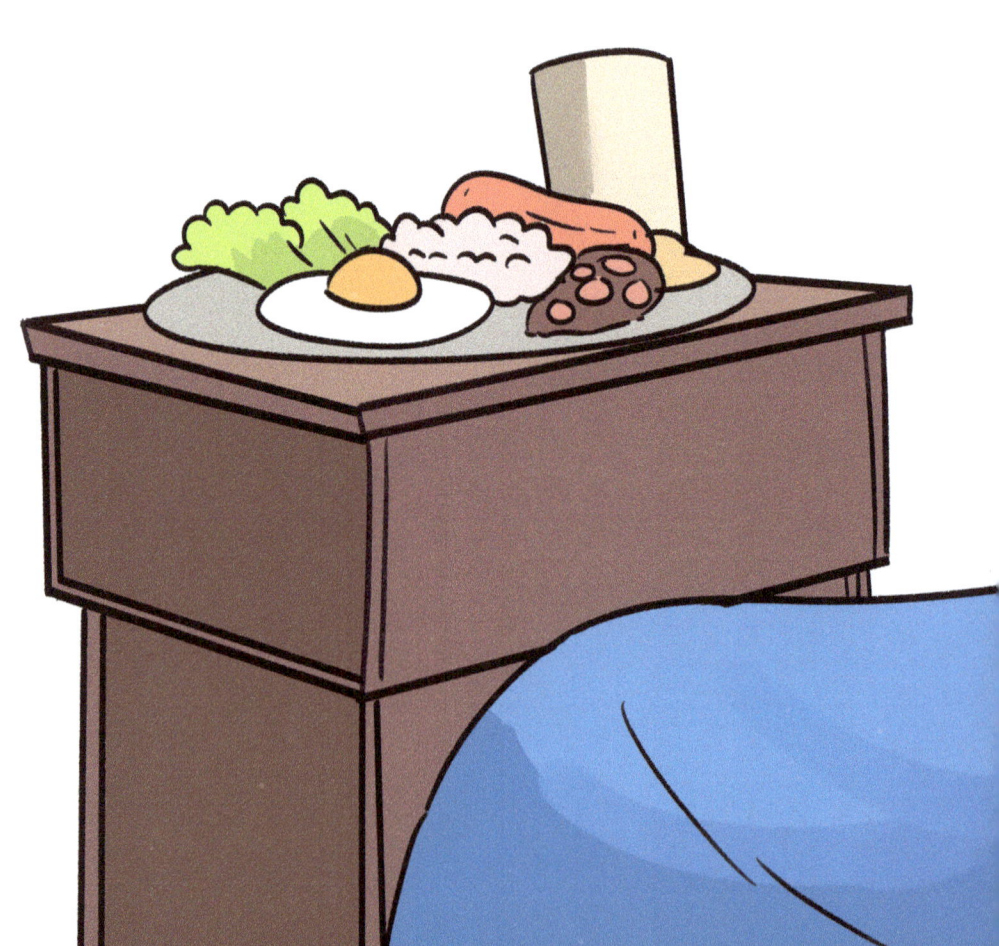

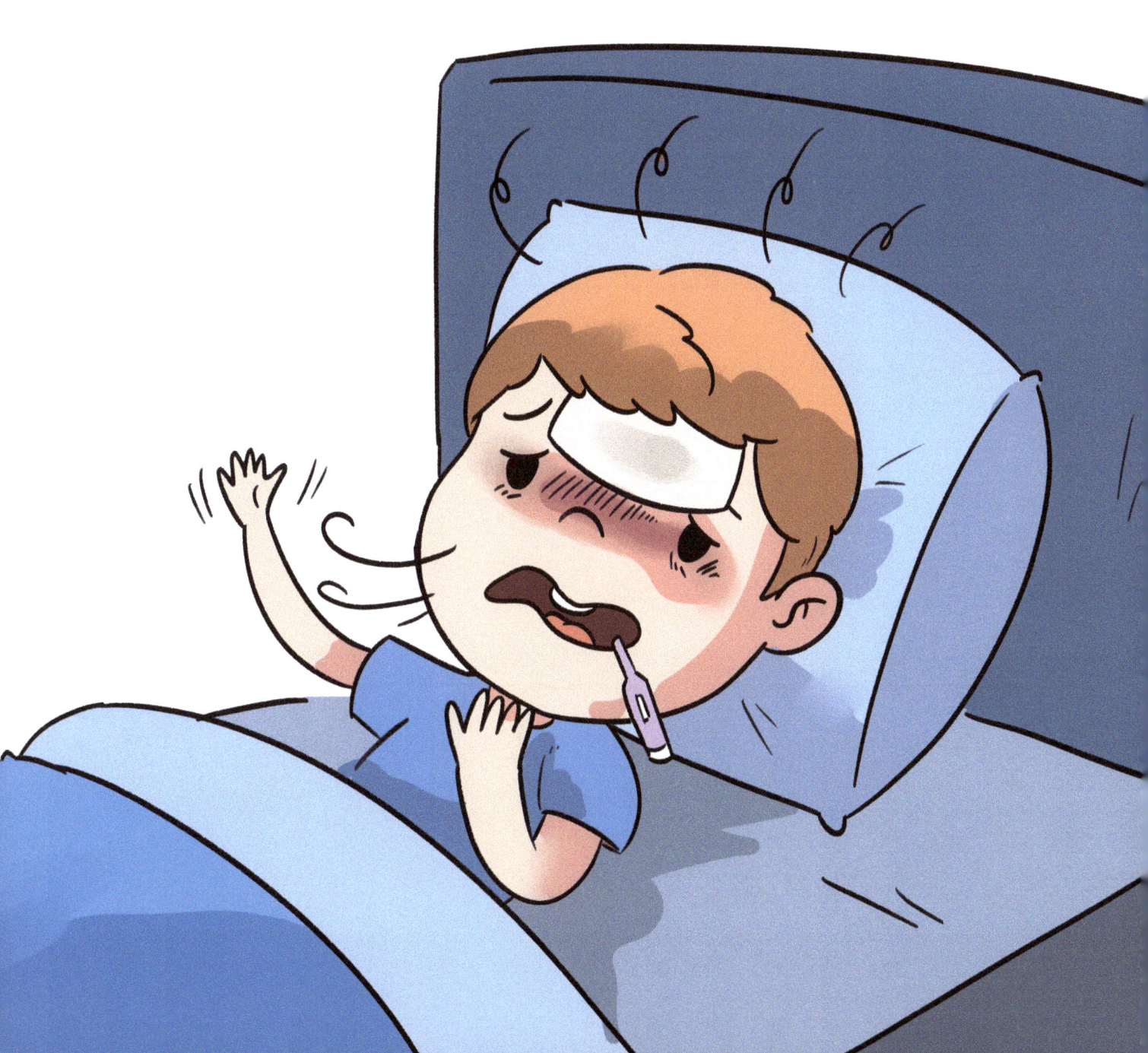

Puede ser difícil comer y tragar cuando te duele la garganta.

Pero intenta beber agua, jugo o tu bebida favorita para ayudar a tu cuerpo a combatir los gérmenes y mejorar.

Por favor, escribe tu bebida favorita a continuación.

_____

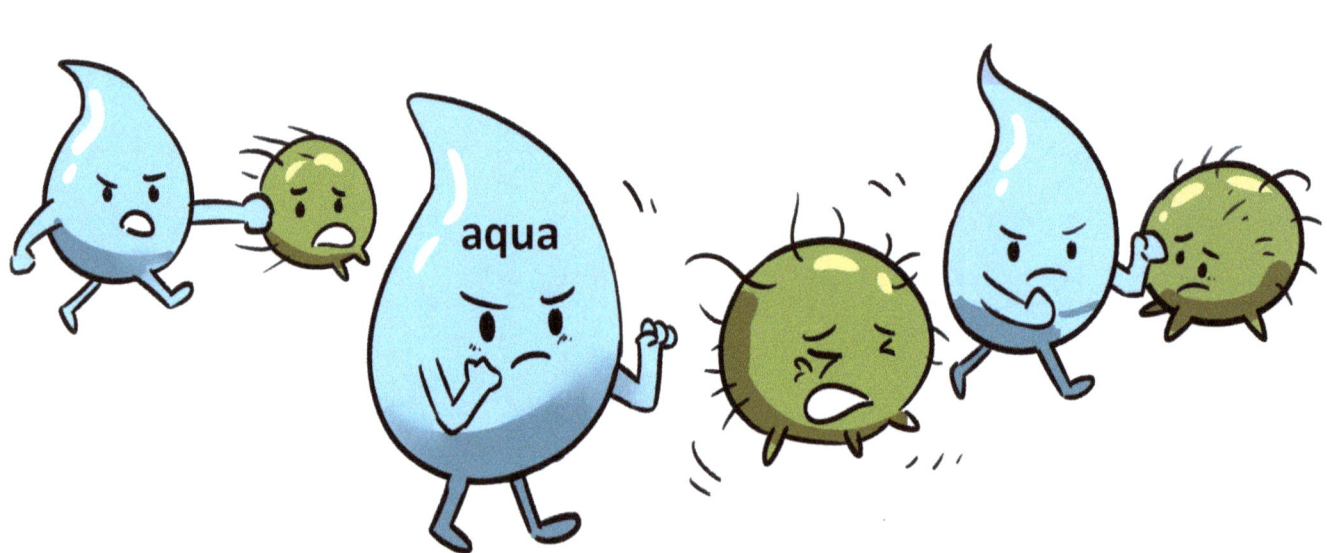

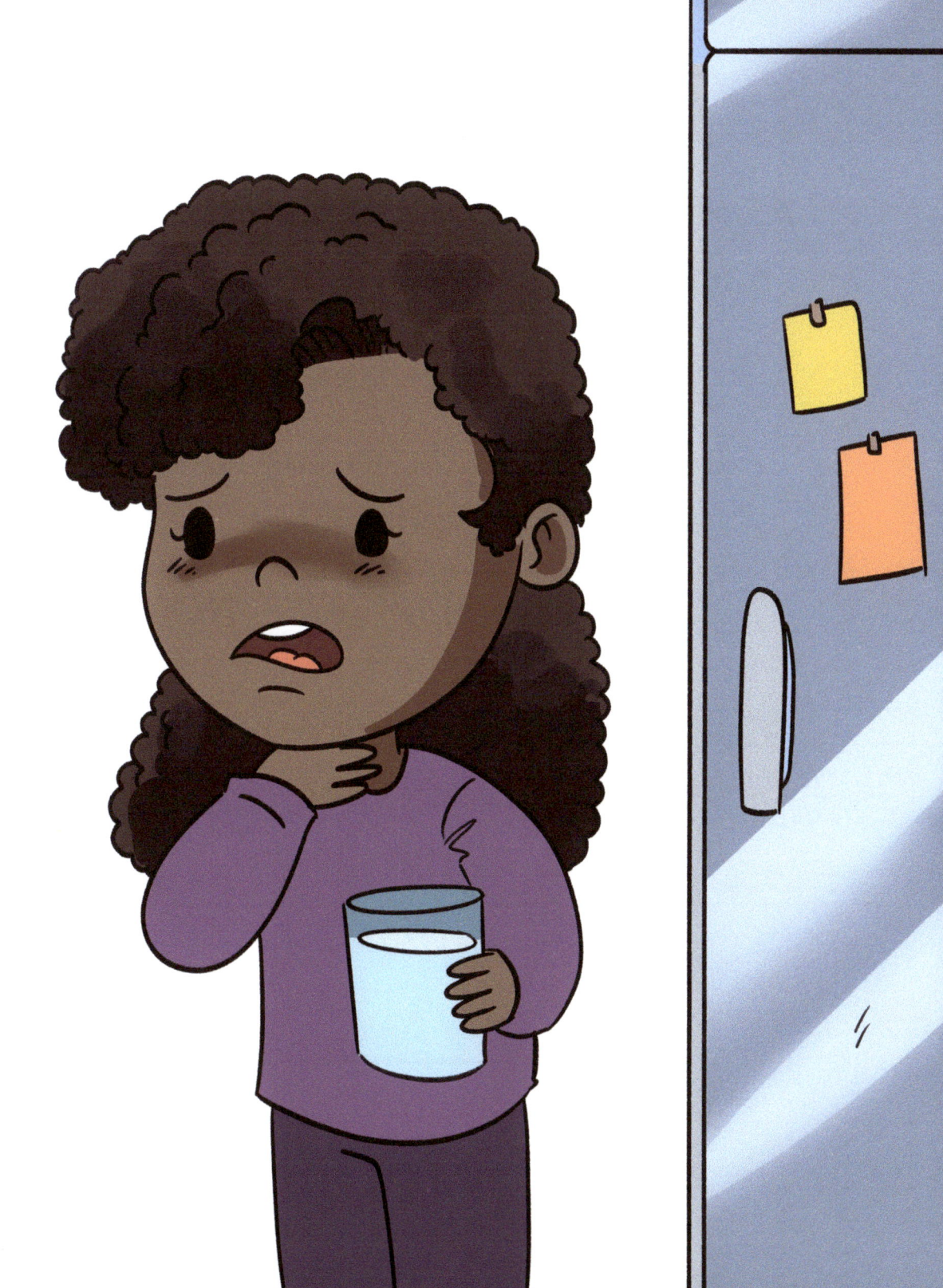

A veces, tus amígdalas hinchadas pueden hacer que respires ruidosamente como un oso.

¿Alguien te ha dicho que roncas por la noche?

____ SÍ   ____ NO

¿Qué animal crees que ronca más fuerte? Por favor, escribe tu respuesta a continuación.

_____

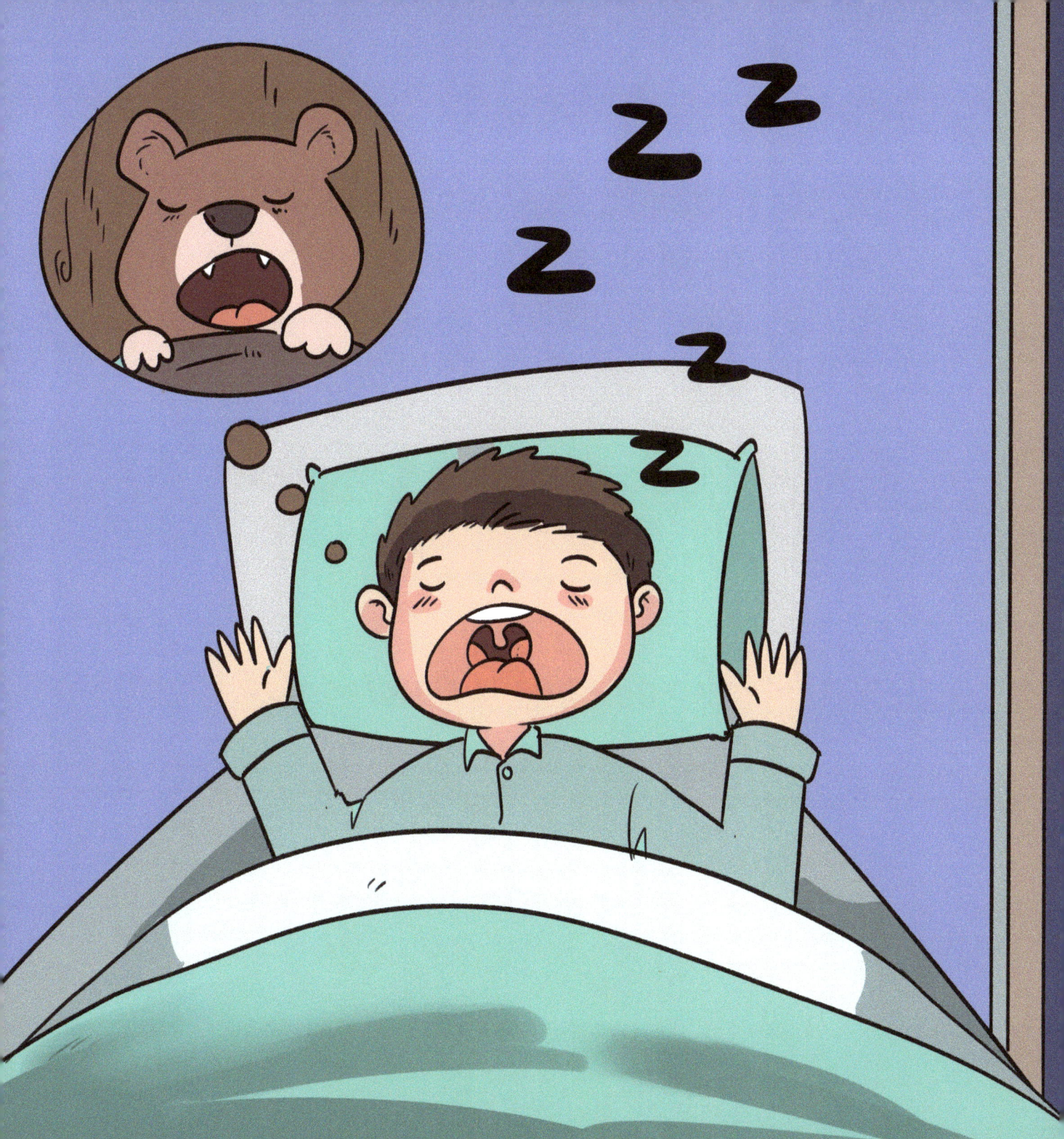

Tu médico, que es atento(a) y cuidadoso(a), puede escuchar tu corazón y pulmones, revisar tus oídos y nariz, y examinar tus amígdalas.

A veces, puede recomendarte que te quiten las amígdalas para que te sientas mejor.

*¿Tu médico dijo que tus amígdalas son **grandes**?*

____SÍ   ____ NO

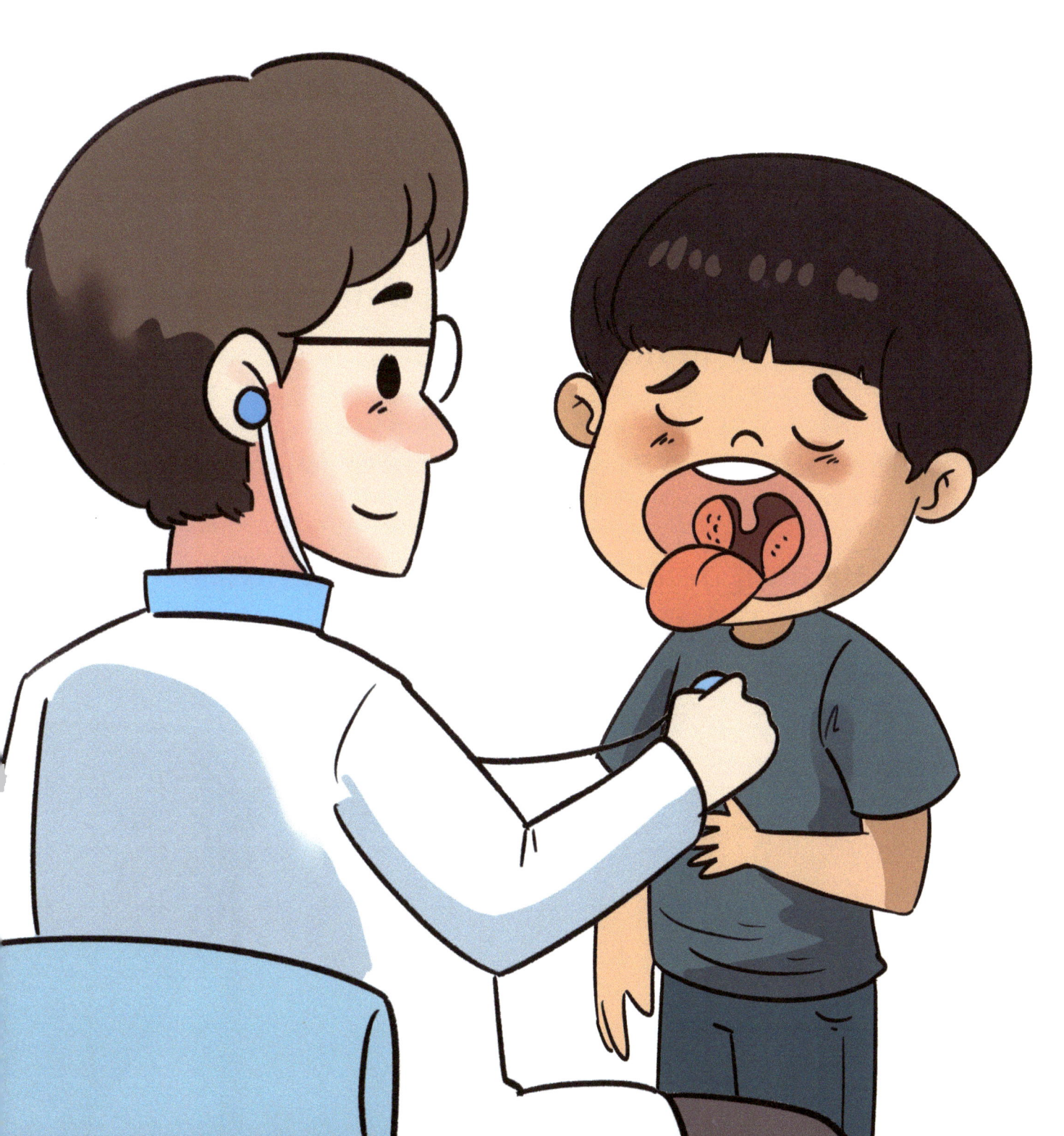

Tu médico puede quitarte las amígdalas con facilidad. Es una cirugía rápida y sencilla, ¡y no sentirás nada!

Estarás dormido(a) y soñando mientras se realiza la cirugía.

¿Sobre qué quieres soñar durante la cirugía?

Tus amígdalas ya no estarán cuando despiertes de la cirugía.

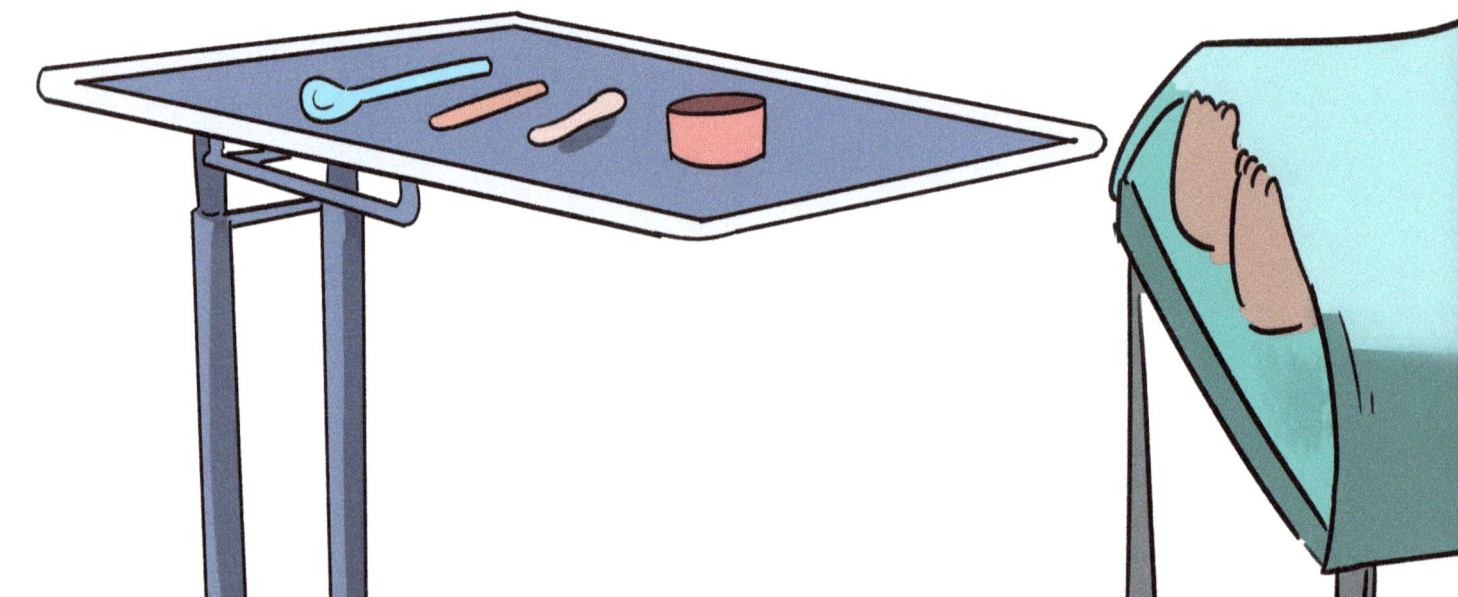

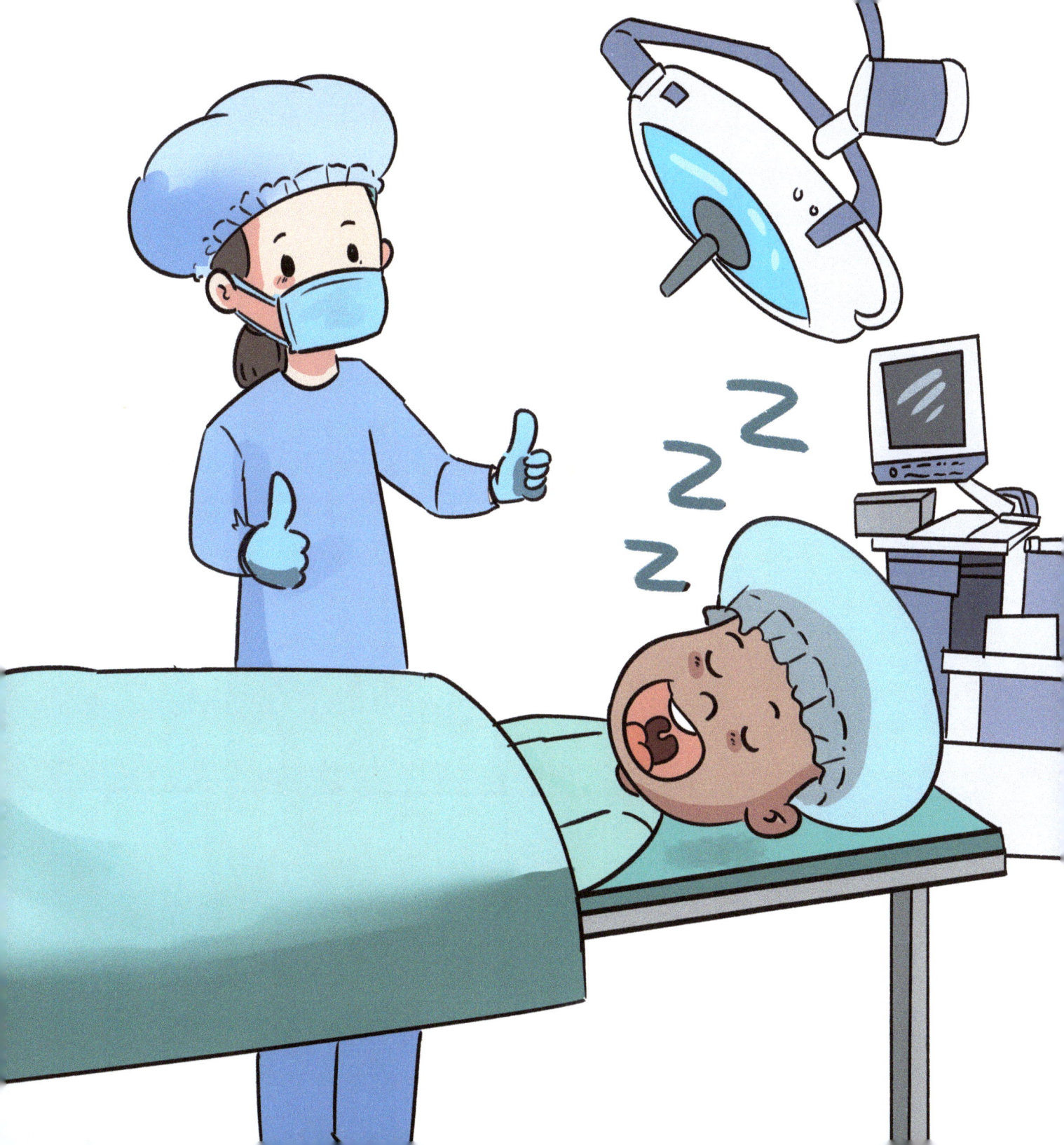

Después de que termine tu cirugía, te despertarás en la sala de recuperación del hospital. Puede que te sientas incómodo(a) y tu garganta puede doler y sentirse rasposa.

Pero no te preocupes, tu enfermero(a) te dará un medicamento especial para ayudarte a sentirte mejor.

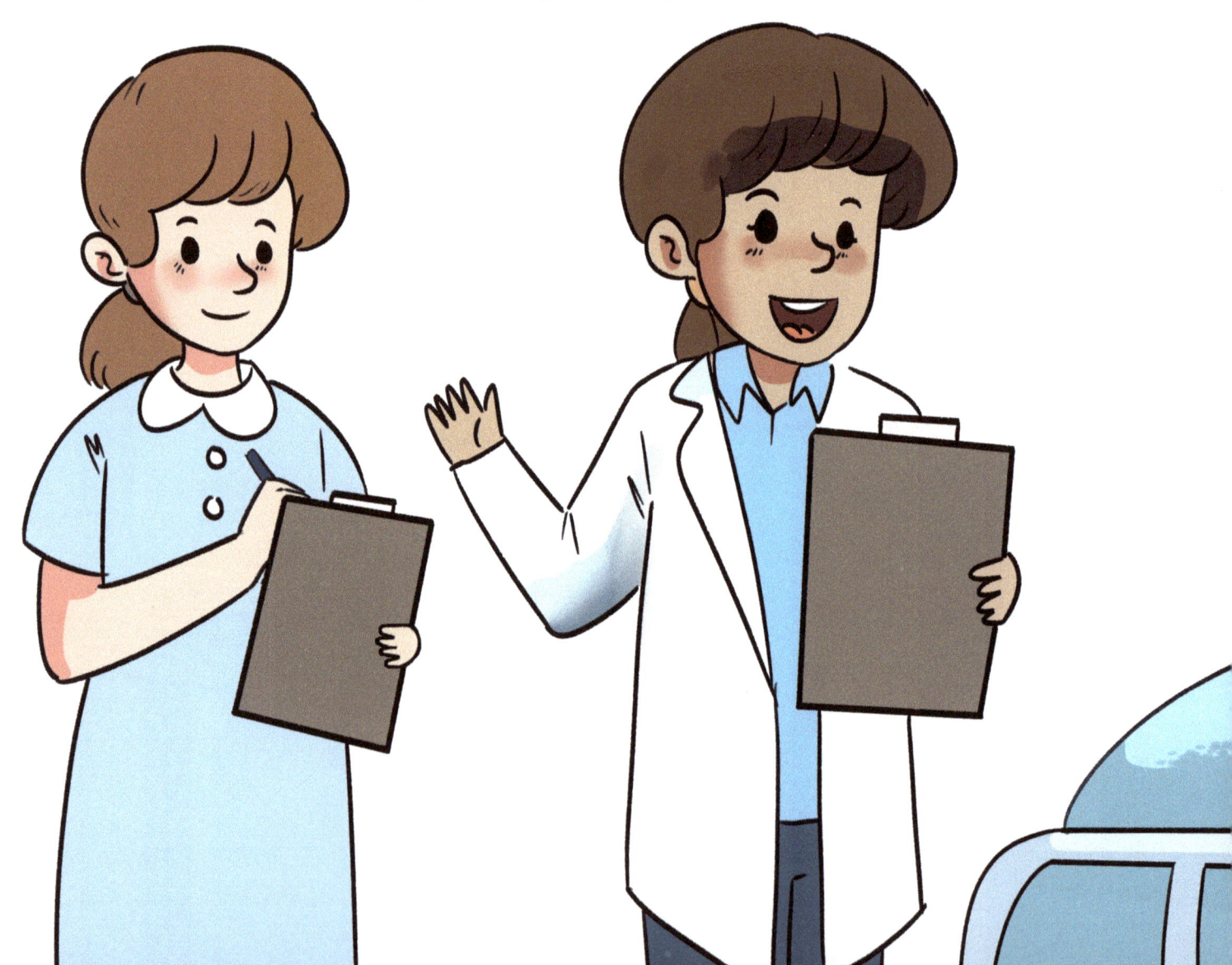

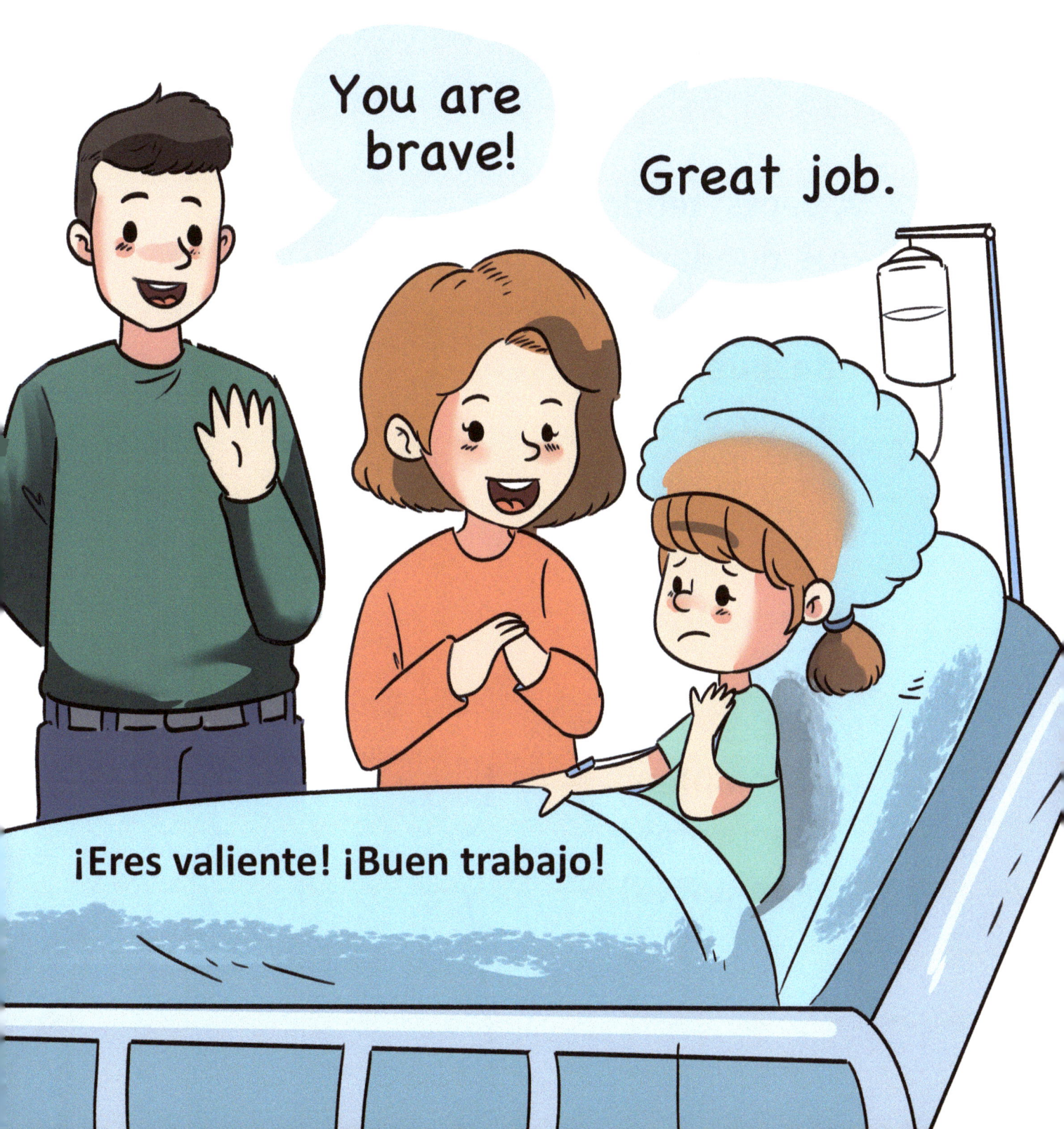

A veces, tendrás que quedarte en el hospital después de la cirugía.

Tu padre, madre o tutor pueden quedarse contigo para mantenerte seguro(a) y cómodo(a).

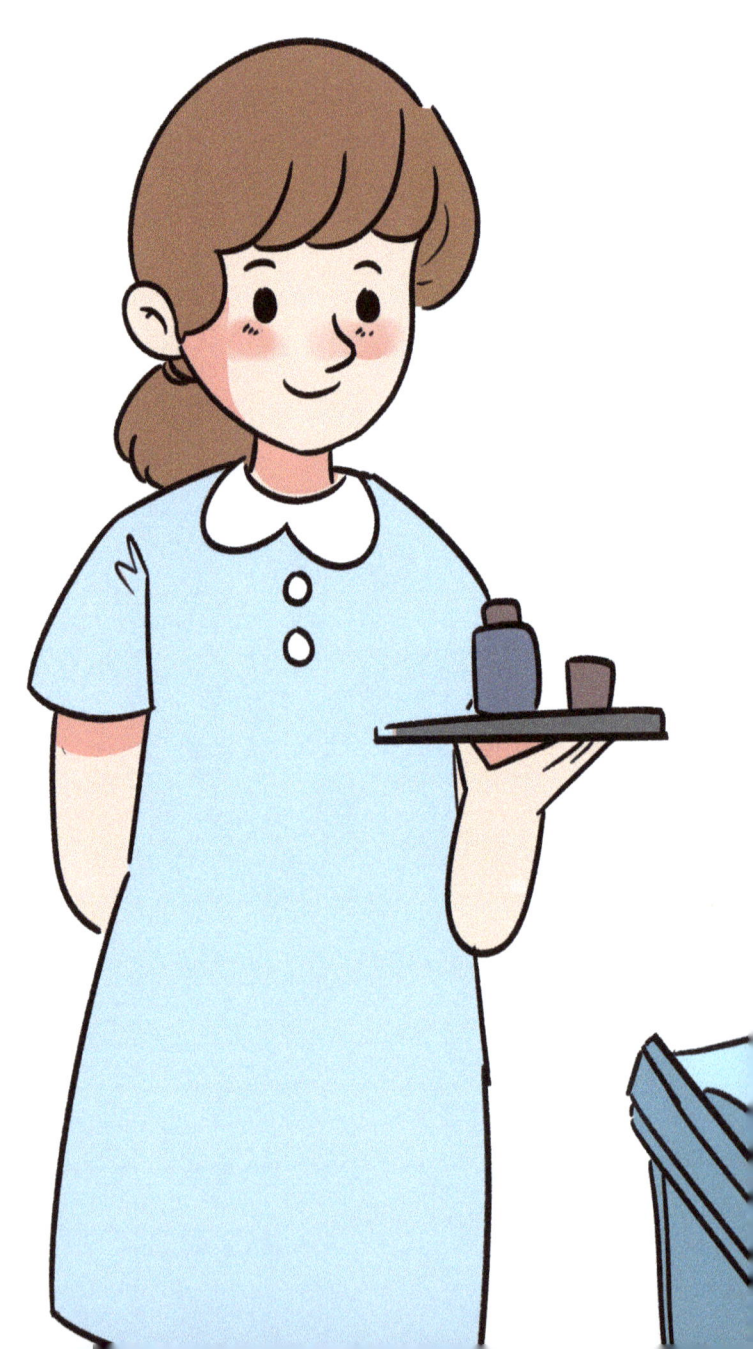

Puedes irte a casa una vez que te sientas mejor.

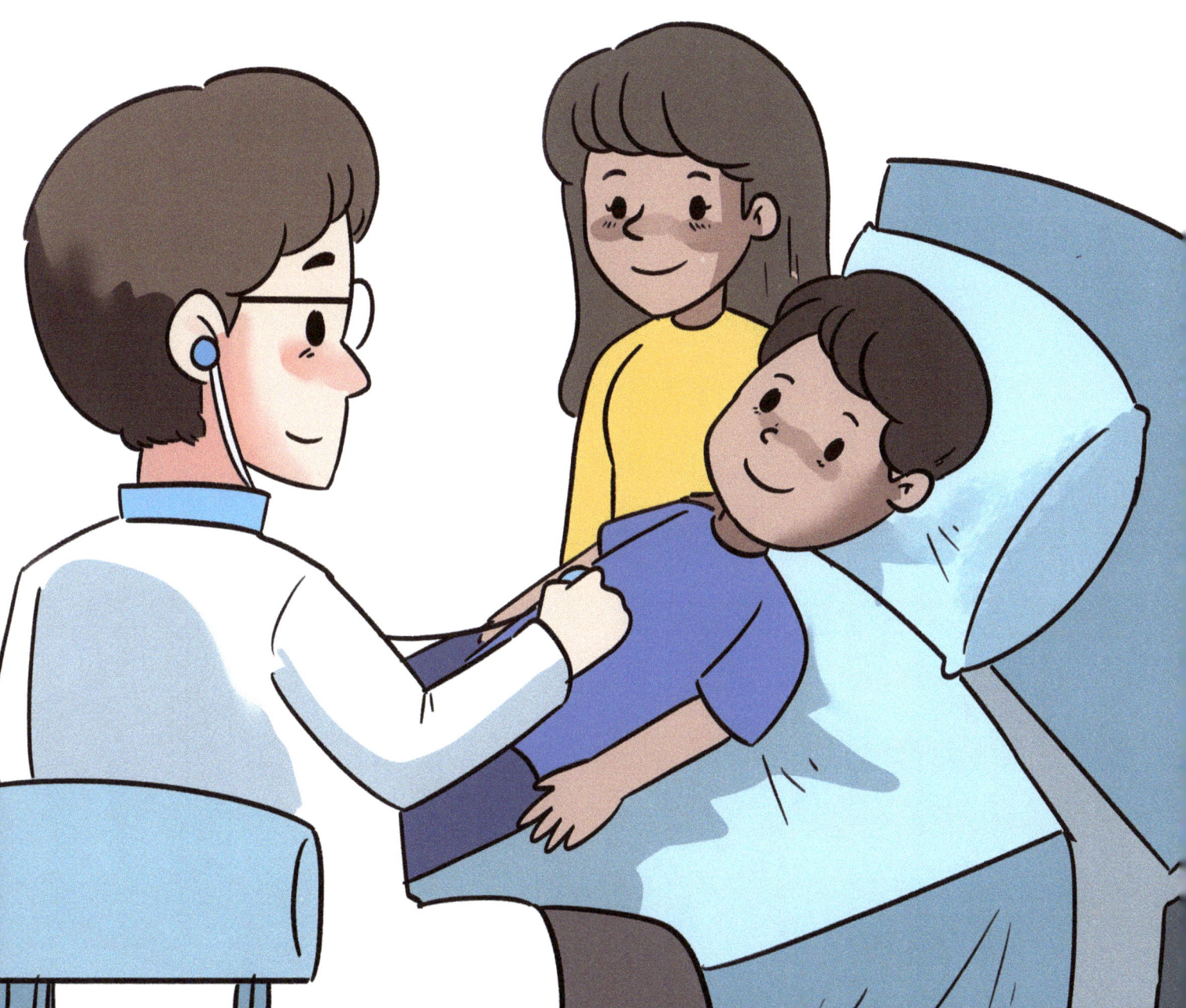

Después de que te quiten las amígdalas, empezarás a sentirte mejor pronto.

Pero primero, podrás comer helado o paletas, ¡Y mucho!

¿Cuál es tu sabor favorito?

_____

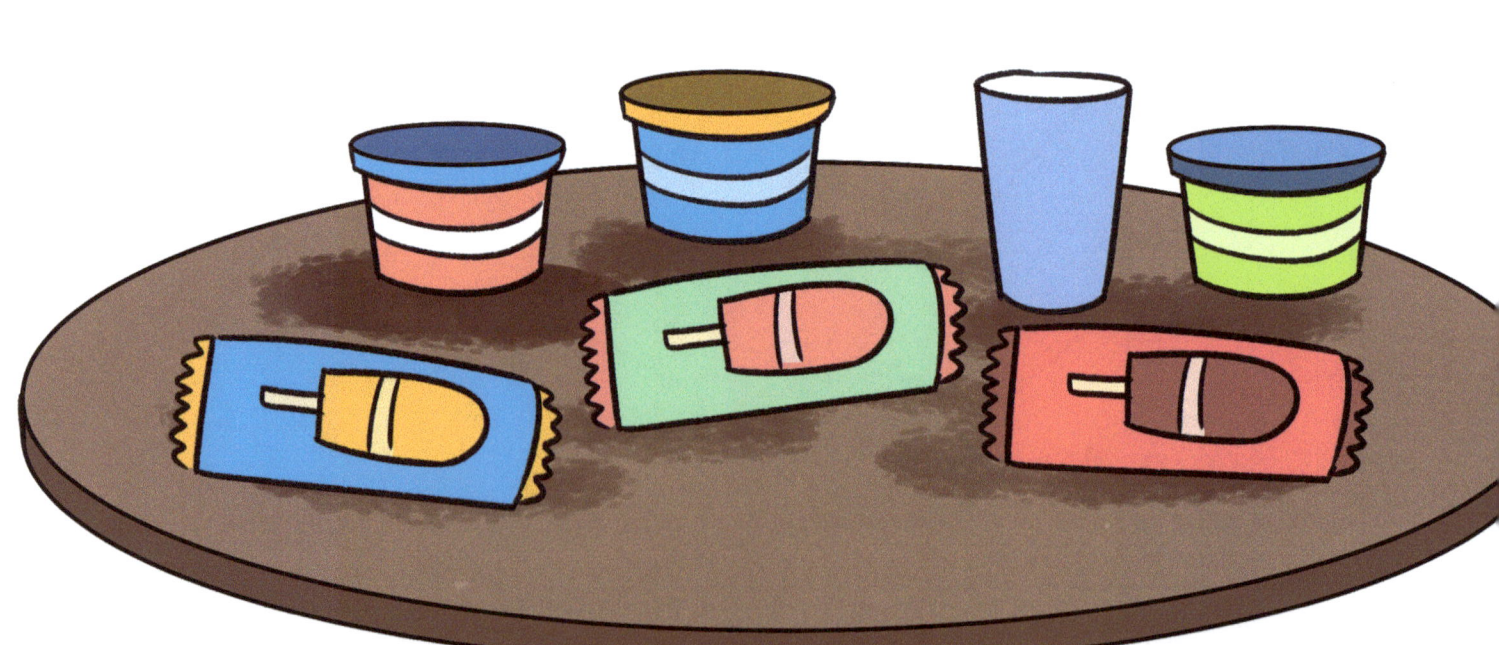

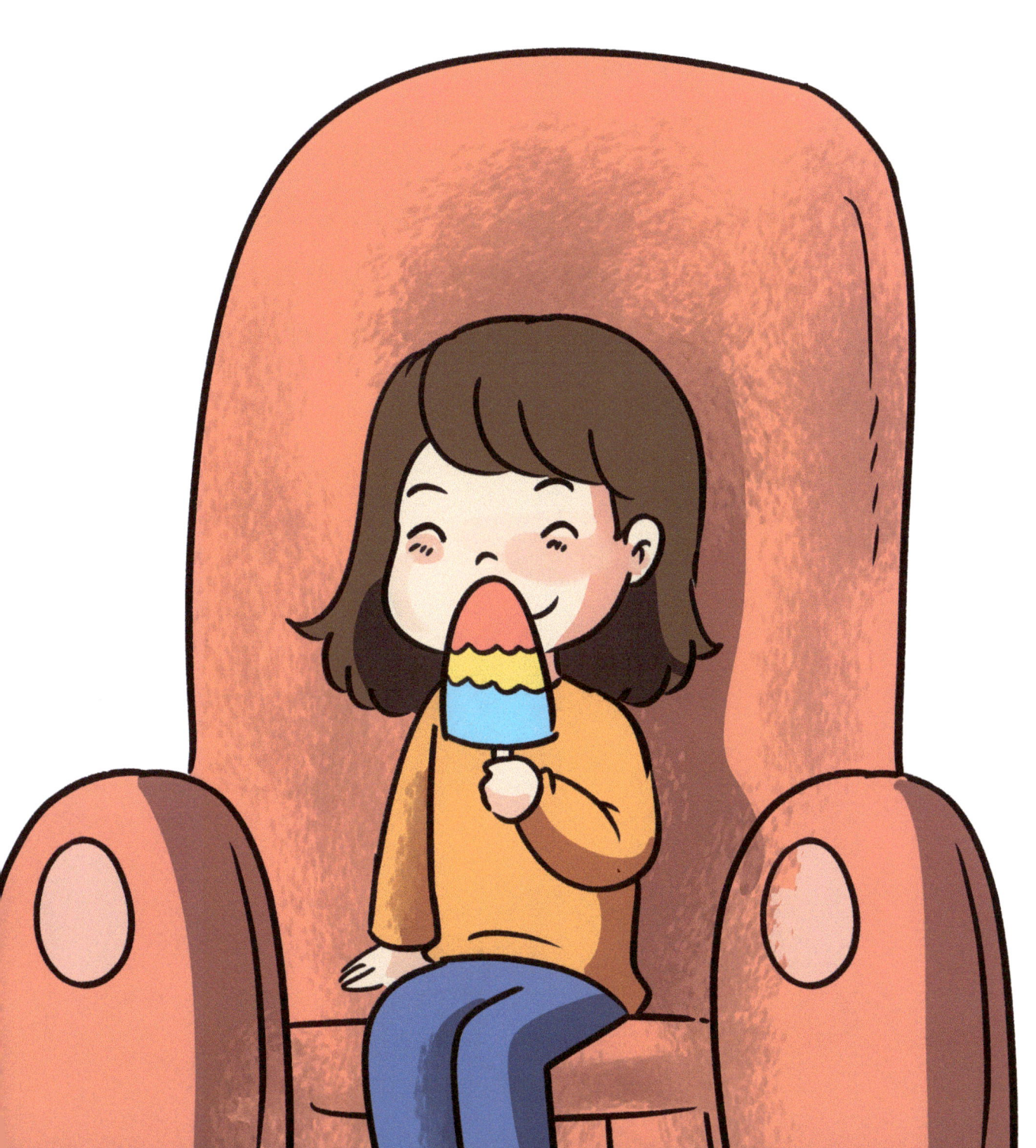

Además del helado y las paletas, recuerda beber agua, jugo, o tu bebida o batido favorito para ayudar a tu cuerpo a recuperarse más rápido.

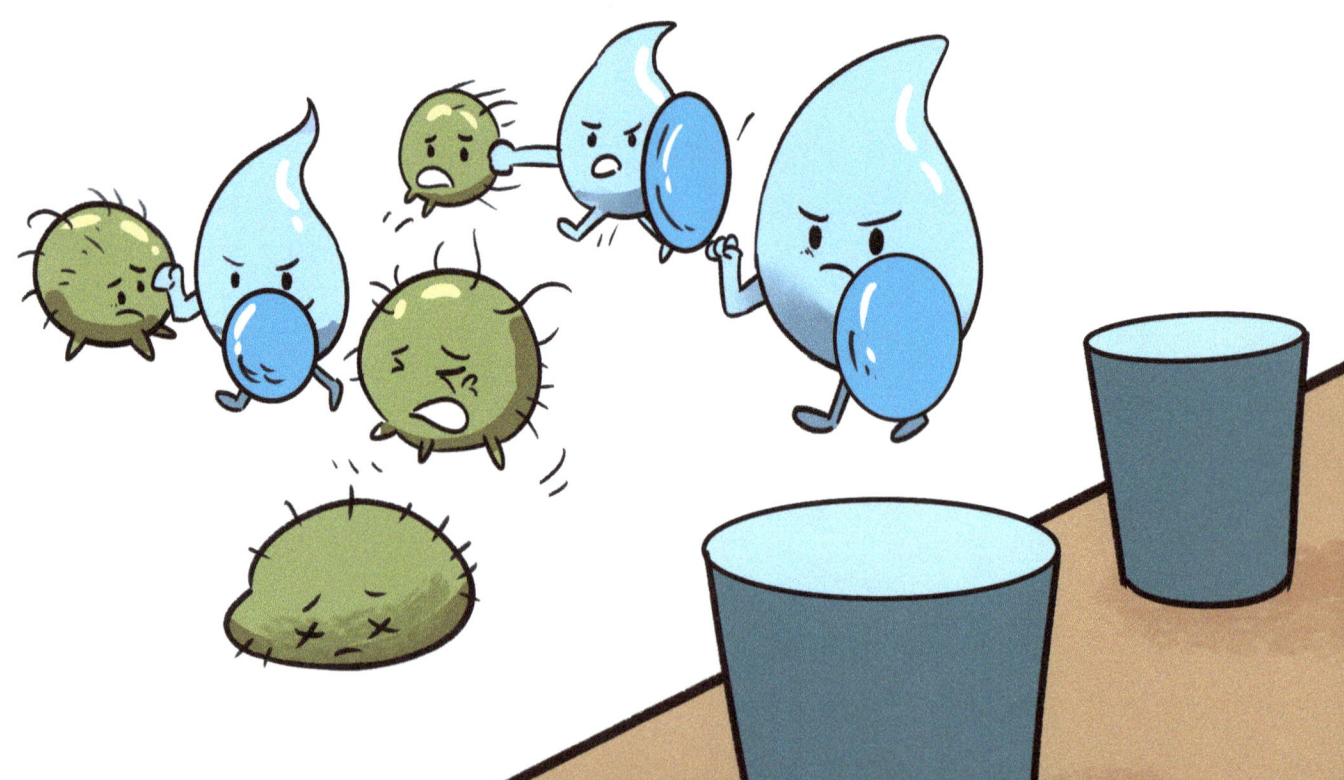

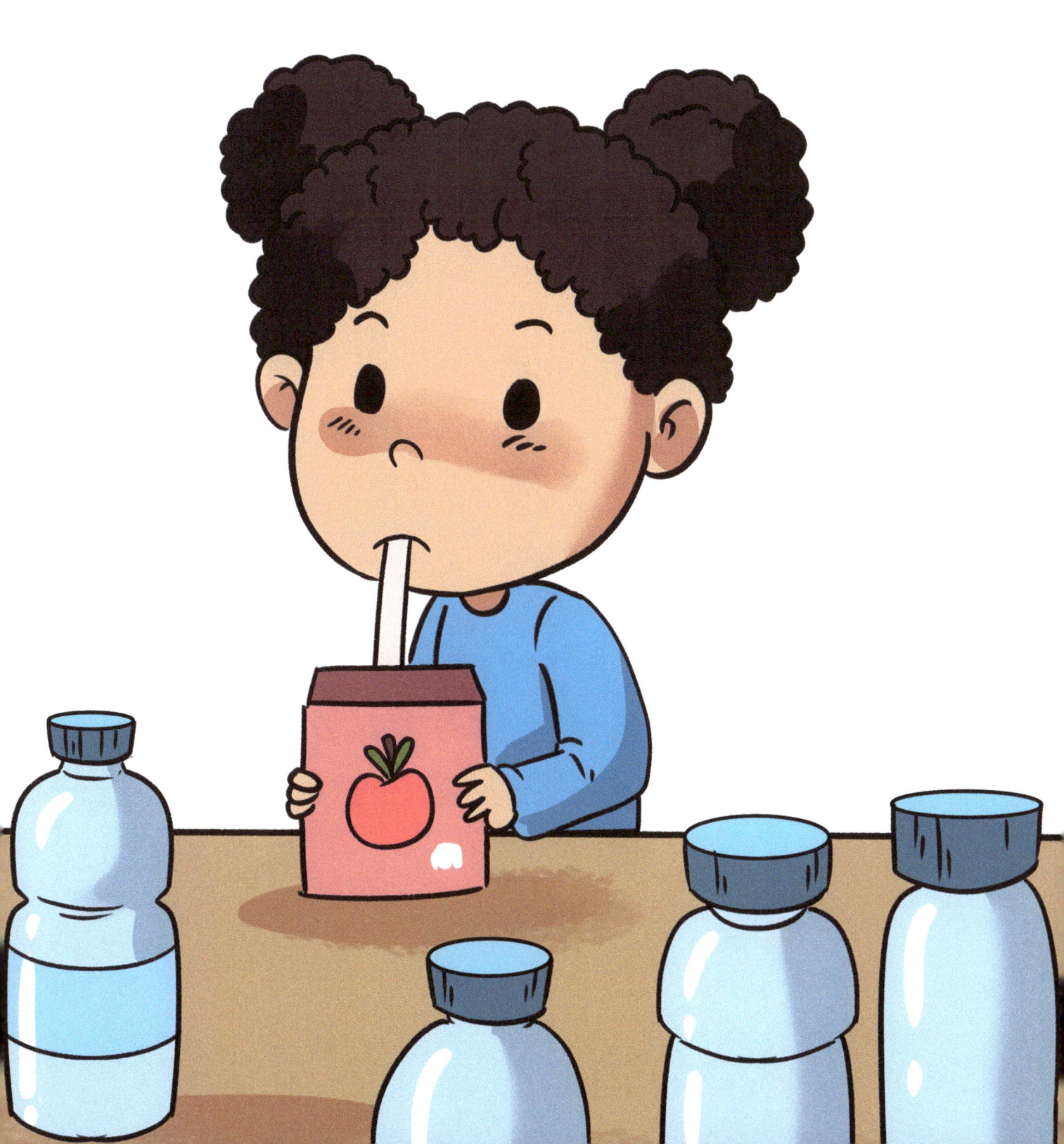

Mientras te recuperas de tu cirugía, por favor, tómalo con calma.

Puedes leer tus libros favoritos, ver tus películas favoritas o jugar a juegos de cartas.

Este es un buen momento para *relajarte* y concentrarte en recuperarte hasta que estés completamente bien.

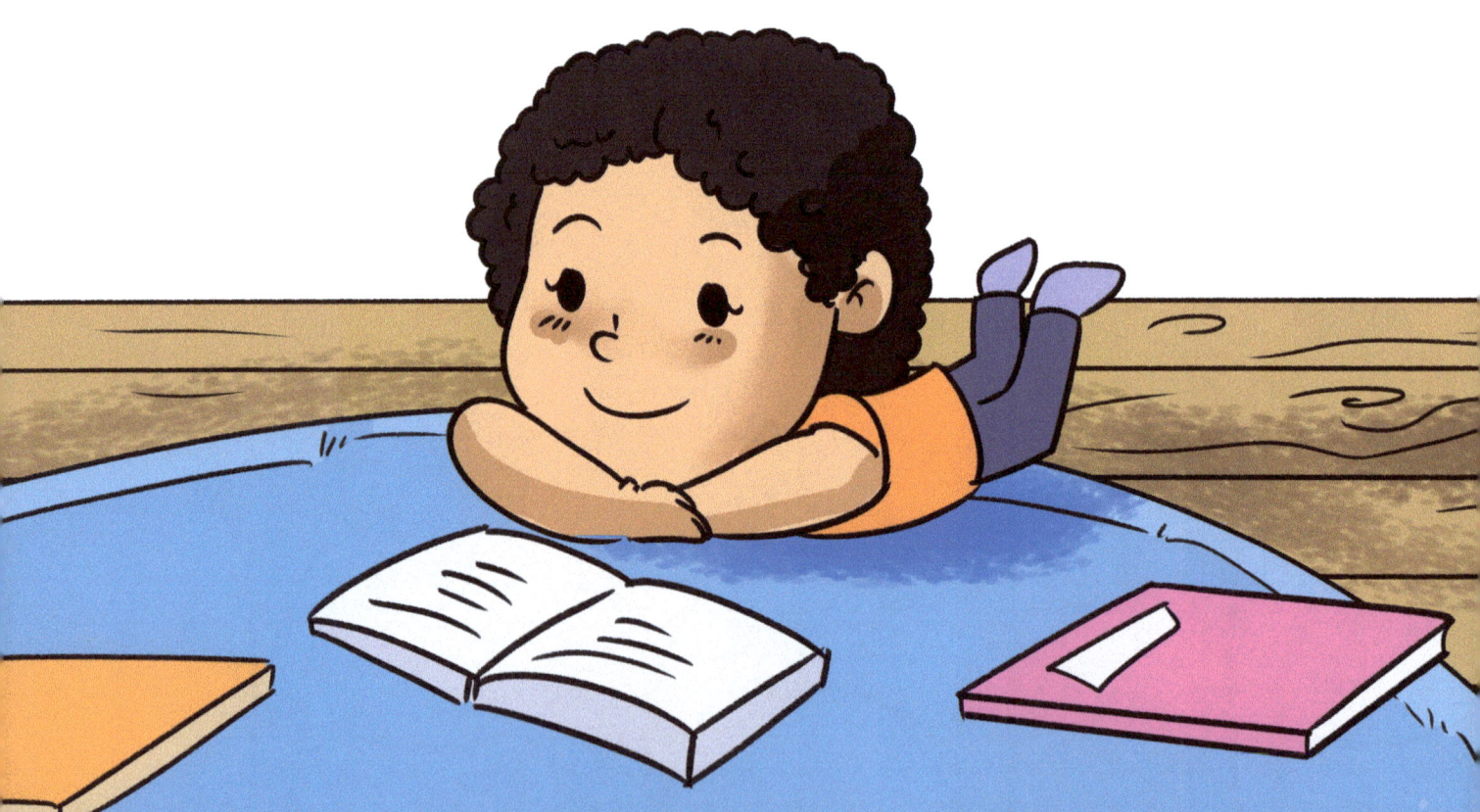

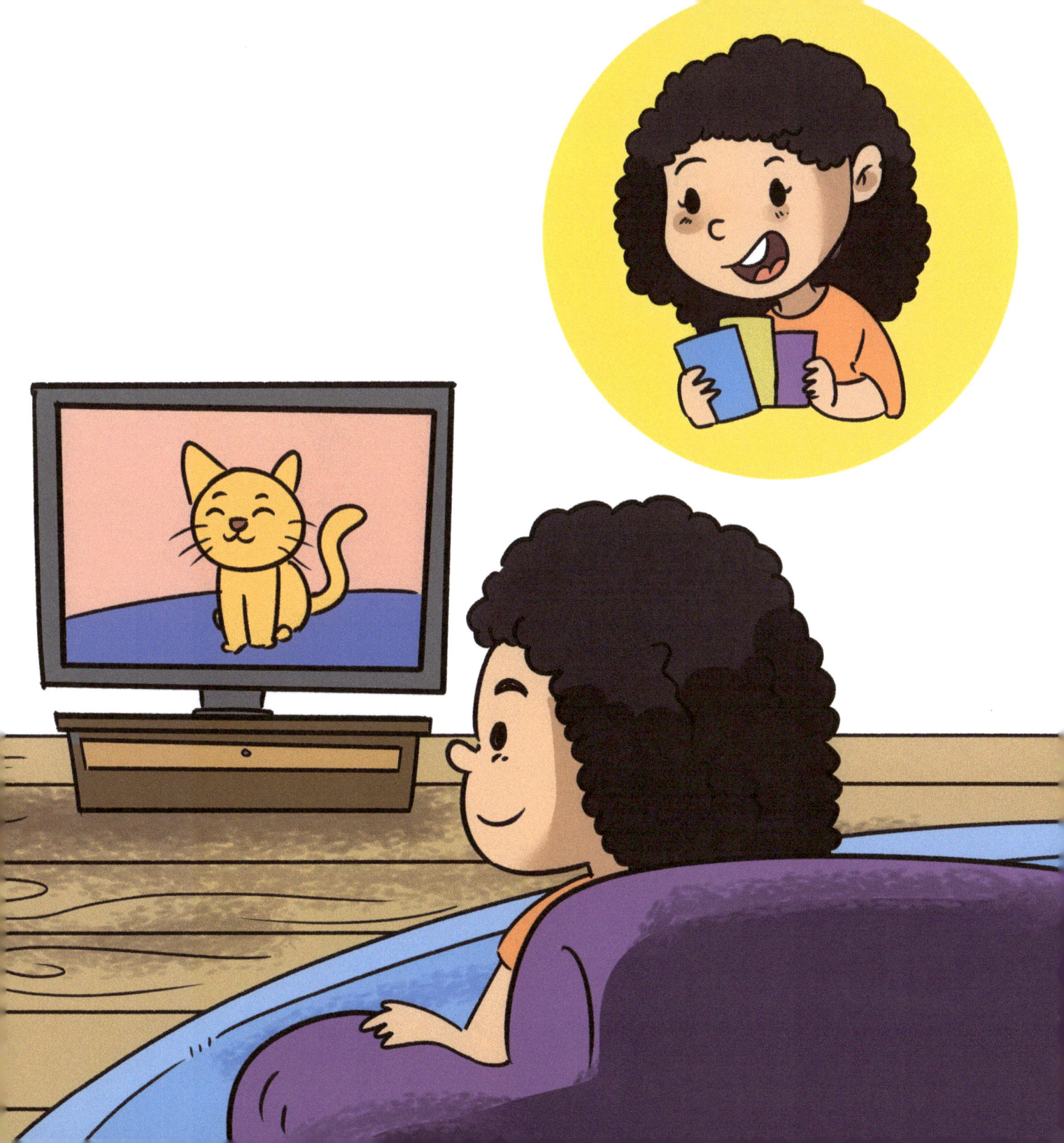

Pronto, notarás que puedes respirar y sentirte mejor, y tu garganta no te dolerá como antes.

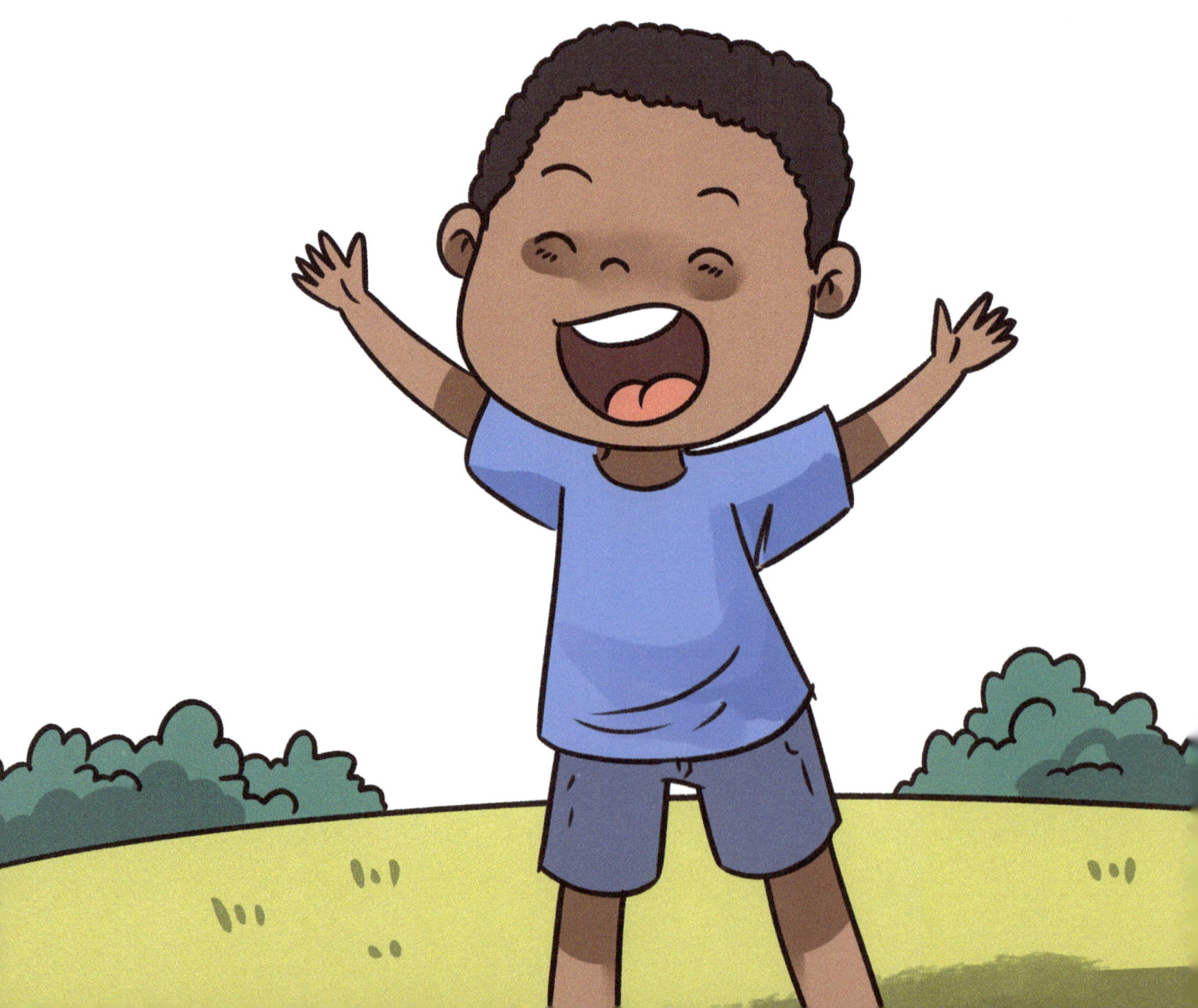

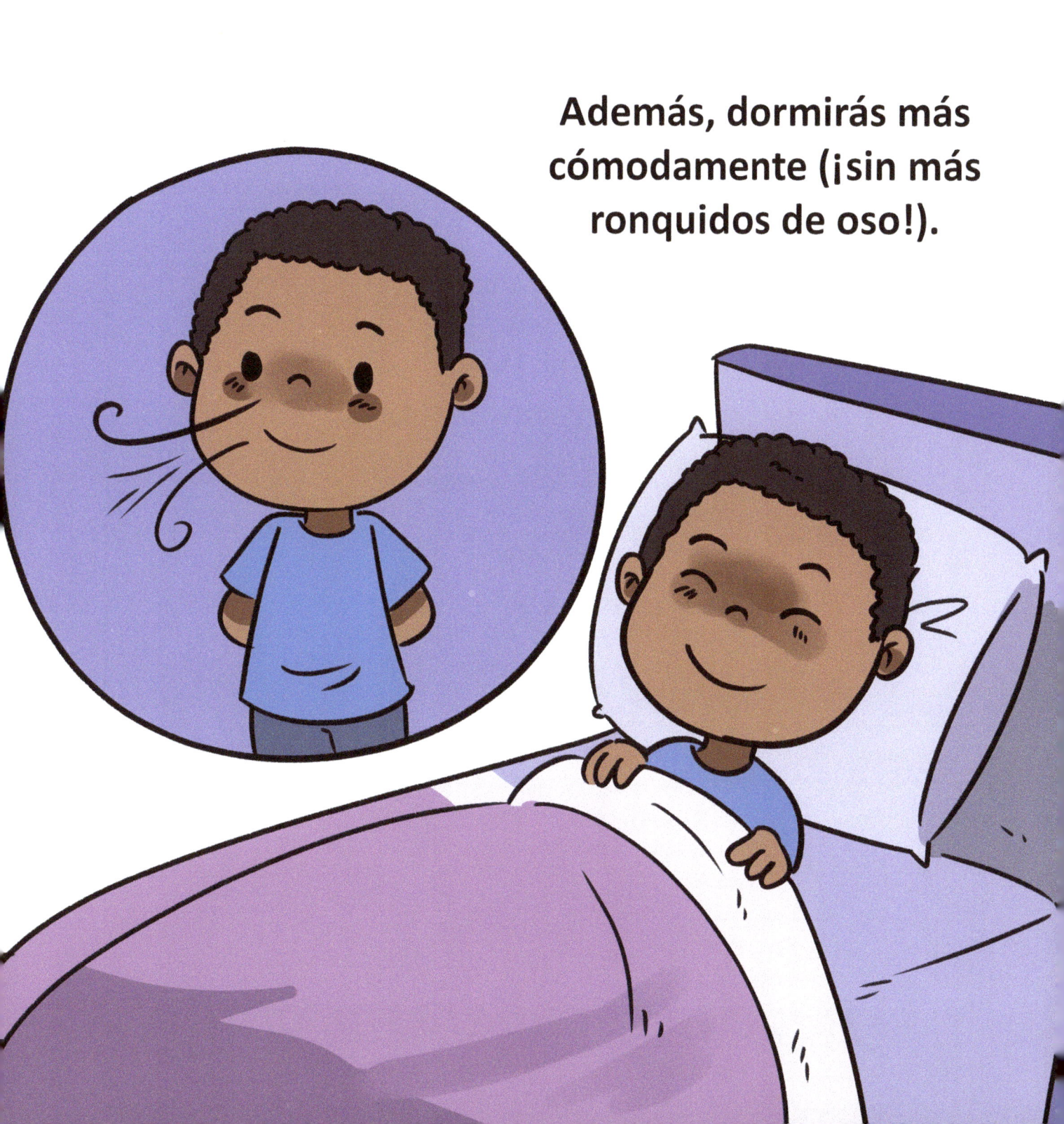

Además, dormirás más cómodamente (¡sin más ronquidos de oso!).

¿Qué harás después de que te quiten las amígdalas?

¿Una fiesta? ¿Una celebración?

¿Cuál es tu forma favorita de celebrar?

Dibuja o escribe tu plan de fiesta a continuación.

¡Que te recuperes pronto!

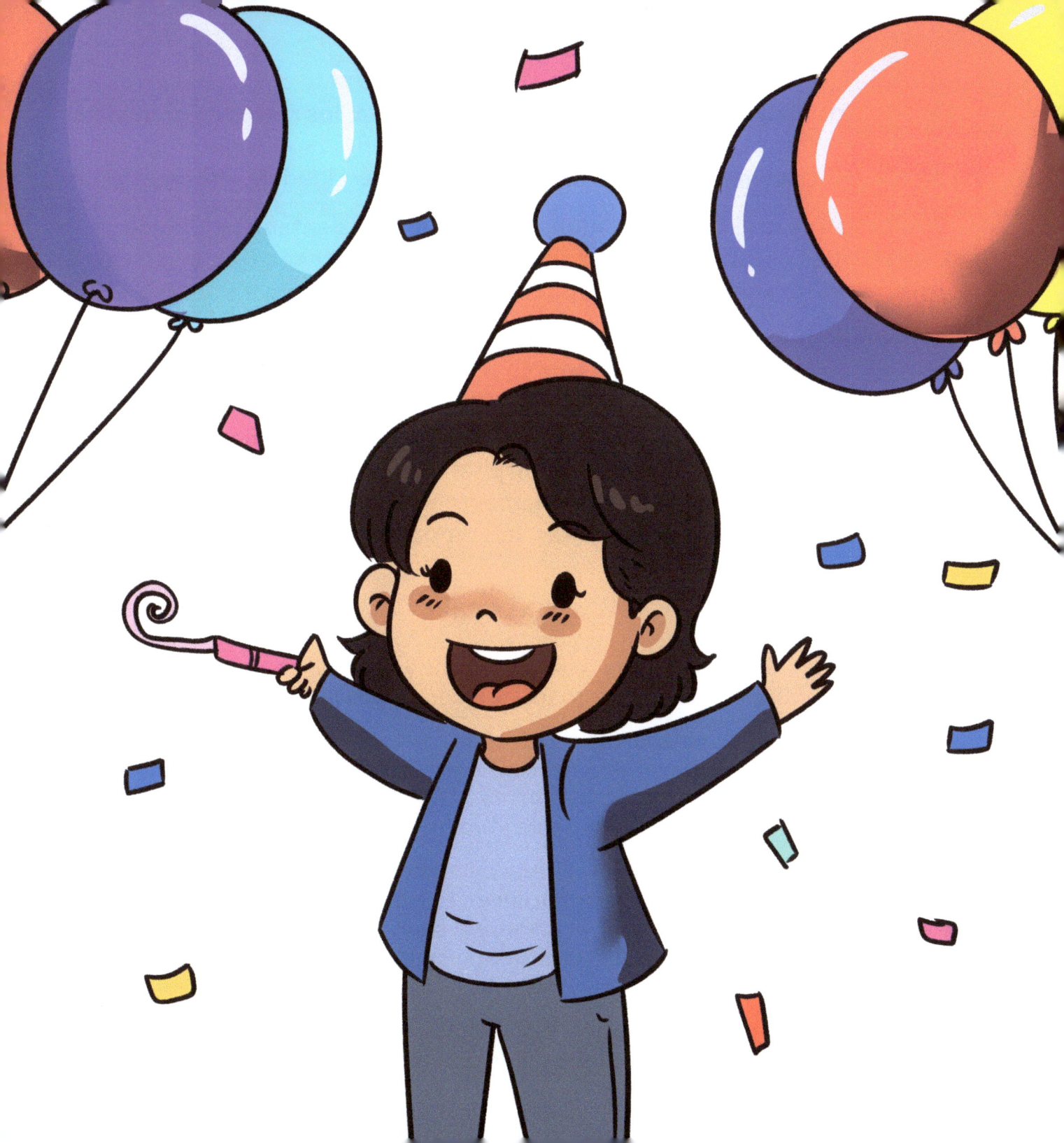

Notas para Padres/Tutores

- Los cálculos amigdalinos se forman porque la saliva, los restos de alimentos masticados y el calcio rodean las amígdalas. Estas piedras son raras en los niños. Además, generalmente se desprenden solas sin necesidad de intervención.

- Después de la cirugía, es común que los niños se sientan confundidos, desorientados o irritables, y pueden llorar, sollozar, patear, gritar o agitarse. Normalmente, la anestesia tarda aproximadamente una hora en desaparecer.

- Instrucciones/restricciones postoperatorias: El médico de su hijo(a) debe darle instrucciones específicas sobre (1) lo que su hijo(a) puede y no puede hacer durante el período de recuperación, (2) la duración de las restricciones postoperatorias, y (3) cualquier seguimiento posterior a la cirugía. Además, (4) debe indicarle qué observar y cuándo es necesario que regrese al hospital en caso de una emergencia. Si lo olvidan, por favor recuérdeles amablemente y obtenga estas instrucciones/restricciones antes de salir del hospital.

Aviso Legal

Este libro está escrito con fines informativos, educativos y de crecimiento personal, y no debe ser utilizado como sustituto de las recomendaciones médicas.

Por favor, consulta al médico de tu hijo si necesitan atención médica y para asegurarte de que la información en este libro se relaciona con la condición médica y las necesidades de tu hijo. No puedo garantizar que lo que experimente tu hijo sea exactamente lo que se discute en este libro.

El autor y el editor no son responsables, directa o indirectamente, de ningún daño, pérdida monetaria o reparación debido a la información en este libro. Al leer este libro, los lectores acuerdan no responsabilizar al autor, al editor y al traductor por ninguna pérdida como resultado de errores, inexactitudes u omisiones en este libro.

Por favor, ten en cuenta que la experiencia de tu hijo depende del lugar, la instalación, su condición médica y el equipo de atención médica. Utiliza este libro junto con las recomendaciones del médico de tu hijo. Gracias.

¿Este libro ilustrado ayudó de alguna manera a tu hijo?
Si es así. ¡Cuéntame sobre su experiencia!

www.amazon.com/gp/product-review/B0DF75N4QF

Para otros títulos de libros, puedes visitar:

www.fzwbooks.com

Conectar con el Autor

Correo electrónico: books@fzwbooks.com
facebook/instagram: @FZWbooks

Acerca de la Autora

La Dra. Fei Zheng-Ward es una anestesióloga clínica que comprende la aprensión que pueden tener los pacientes (tanto adultos como niños) ante su próxima cirugía. Su objetivo en sus libros médicos es brindar información útil a los pacientes para que tengan una mejor comprensión y aprecio de lo que sucede antes, durante y después de la cirugía. Quiere que los lectores se sientan más capacitados para tomar decisiones informadas y se sientan más tranquilos con su cirugía.

Como médica en ejercicio, se enorgullece de ser respetada por su atención al detalle, su compromiso de brindar atención compasiva y personalizada al paciente, y su firme presencia en la defensa del paciente en el período perioperatorio para cada uno de sus pacientes. Comprende la importancia del bienestar físico y emocional, y aboga por la autonomía del paciente.

Además de su práctica clínica, la Dra. Zheng-Ward está activamente involucrada en la educación médica y contribuye a revistas médicas y conferencias estatales y nacionales.

Es una autora galardonada por su libro titulado **"What to Expect and How to Prepare for Your Surgery"**.

Más sobre la Dra. Fei Zheng-Ward:

- Anestesióloga Certificada por la Junta de Anestesiología de los Estados Unidos

- Residencia en Anestesiología en The Johns Hopkins Hospital en Baltimore, MD

- Maestría en Salud Pública (MPH) de Dartmouth Medical School en Hanover, NH

Más Libros de la Autora

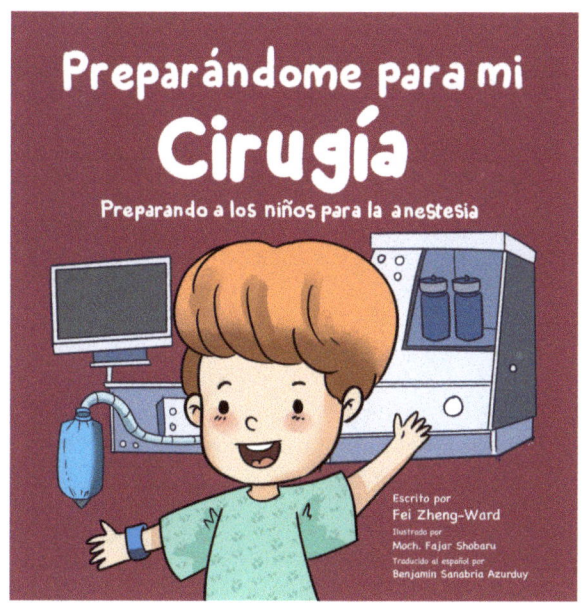
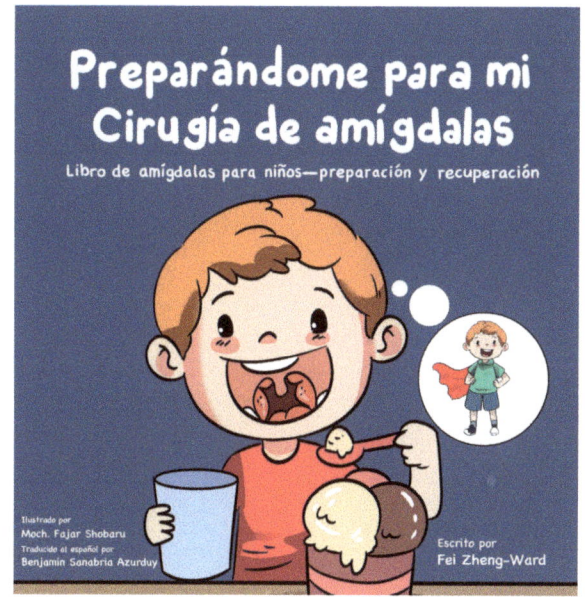
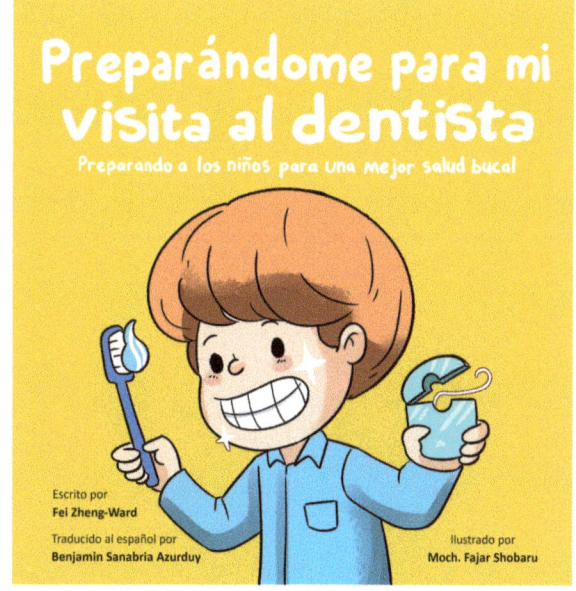

www.ingramcontent.com/pod-product-compliance
Lightning Source LLC
Chambersburg PA
CBHW040001040426
42337CB00032B/5178